U1013021

探秘气功

——内向健身锻炼

陈吉人 著

人民体育出版社

图书在版编目(CIP)数据

探秘气功——内向健身锻炼 / 陈吉人著. - 北京：人民体育出版社，2017（2020.8.重印）

ISBN 978-7-5009-5108-7

Ⅰ. ①探… Ⅱ. ①陈… Ⅲ. ①气功-健身运动 Ⅳ. ①R214

中国版本图书馆 CIP 数据核字（2017）第 009018 号

*

人民体育出版社出版发行
北京虎彩文化传播有限公司印刷
新 华 书 店 经 销

*

850×1168 32 开本 2.5 印张 36 千字
2017 年 6 月第 1 版 2020 年 8 月第 3 次印刷
印数：7,001—8,000 册

*

ISBN 978-7-5009-5108-7
定价：20.00 元

社址：北京市东城区体育馆路 8 号（天坛公园东门）
电话：67151482（发行部） 邮编：100061
传真：67151483 邮购：67118491
网址：www.sportspublish.cn
（购买本社图书，如遇有缺损页可与邮购部联系）

序

四年前，我收到了陈吉人先生寄来的大作《古功今释》，拜读之后，感到颇有新意，与国家体育总局健身气功管理中心倡导的“讲科学”一致。长期以来，气功界一直处在良莠不齐、鱼龙混杂的状态，作者对健身气功的“气”“气感”“意念”等概念，进行科学的解读和分析，给人们以启迪，有一定参考价值。

由于邪教歪理邪说的干扰，气功读物的出版十分不易。在这四年中，陈先生不改“讲科学”的初衷，对《古功今释》进行了一些补充和修改，采纳各方面的建议，把书名改为《探秘气功——内向健身锻炼》，申请正式出版，在此表示由衷祝贺。

管见所及，该书新颖之处在于：

一、健身气功锻炼过程中感觉到的“气”与通过呼吸吐纳在体内进出的“气”是两种不同的概念。后者是大家都知道的“空气”，是存在于大气层之中的物质，而内向健身锻炼者感受到的“气”，实际上是人体神经系统的机能之一。人体循环系统的血液在血管中流动对血管产生微压力、微摩擦等微刺激，神经系统的神经元、神经通道接受上述生命活动信息，并能通过大脑神经中枢进行信息整合，从而产生一种感觉，一般也称“气感”。

二、“气功”是锻炼者采用静功或动功等不同的功法，在锻炼中对人体的肌肉、骨骼、韧带、内脏等各种组织、器官进行有意识的激活和调节。通过这样内向的锻炼，实现全身相关的种种生命自组织、自适应活动，使人体各部分得到协调发展，处于最佳状态，避免人体因长时间缺乏活动造成生命活力的早衰。

三、健身气功的锻炼方法以“内向”为重要特点。所谓内向，就是要求锻炼者在锻炼中排除外界干扰或各种思想杂念，安静、认真地把大脑的思维活动完全关注到体内的各种生命活动上，关注肢体动作和呼吸状态，体察生命活动产生的“气感”等种种感觉。这和我们气功教研室刘天君教授所说的具象思维很相似。

四、陈吉人先生认为“意念”实际上就是锻炼者在锻炼中大脑更加具体更有方向性的内向思维活动。“意念”与“内向思维”实质相同，都是大脑对体内生命活动的部位、方向、过程、力度等进行主动的调动和导引。

百花齐放，百家争鸣，创新是时代的呼声；普及科学知识，提高科学素养，就是培育千千万万创新者的土壤。为中华民族的伟大复兴，我们需要千千万万的创新者。我时时告诫自己，不要因老朽而成为后来者的绊脚石。借陈先生大作出版之际，略表喜悦之情，也感谢出版界慧眼识人，使陈先生梦想成真。

北京中医药大学退休教师　宋天彬

2016年孟冬于净心斋

前 言

本文所说的“内向健身锻炼”，主要讲的是中华民族几千年以前发现和逐渐认识发展而成的“健身气功”。传承下来的古气功现在称“中医气功”或“中华健身气功”等。

中华健身气功是我国古代文化传承给后代子孙的非物质文化遗产之一。从两千多年前的《黄帝内经》中，我们已经看到了对“气”的探讨和描述。实际上，最早的气功应该是来自于古人自发的在居所的静坐和肢体伸展活动等。是古人自我自发的锻炼所产生的感觉和经验，发现了“气”在人体内产生的生命活动和生命现象。我们可以看到，在《黄帝内经》一书中的《素问·上古天真论》中即有“恬惔虚无，真气从之，精神内守，病安从来”以及“呼吸精气，独立守神，肌肉若一”这些对练功锻炼的形象描写。从这里已经出现了“真气”“精气”这些说法。当然，在古代，限于当时的认识水平，古人对“真气”“精气”等究竟是什么，尚停留在感性阶段，也没有能真正全面了解“气”的本质属性。所以在《黄帝内经》之《决气第三十》中，黄帝认为“气”是一种东西，是“一气”。而岐伯则认为“气”由“精、气、津、液、血、脉”所共同组成，是“六气”，并指出这“六气”都分别是哪些归属。从这里我们可以看到，对“气”是什么的争论，两千多年以前就开始了。

到了两千多年以后的现代，一方面，气功锻炼依旧因其实际的锻炼效果，在医学界、体育锻炼界一直被广大“功众”所热衷；另一方面，大家对“气”“气感”“气功”类似概念究竟是什么的问题，也迫切需要更正确的能紧密联系锻炼实际、紧密联系健身气功相关理论的更合理的解释。

气功锻炼在哪些方面不同于我们平时一般的体育锻炼，气功功法为什么要求在安静的环境中操作，在练功过程中人体为什么会产生一些类似“气”的感觉，这样的“气”的感觉是我们人体体内生命物质的活动表现还是一种什么想象，还有气功锻炼会产生哪些健身的效果，它们的健身原理是什么等这些问题应该都是我们研究气功基础理论要搞清楚的地方。尤其是在现代人体生理学、现代医学已发展到高科学水平的今天，我们更应该通过把古典的气功理论结合现代医学、现代生理学和联系我们人体实实在在的生命活动、生命现象进行探索研究，得出科学的结论。现代科学的发展日新月异，我们迫切需要让“功众”得到能够接受、能够理解的符合我们生命体客观实际、符合现代科学的气功理论。实际上，“气”“气功”并不是什么神秘的东西。如果能通过长期的坚持锻炼和对现代生理科学知识认真的学习，我们可以发现，“气功”锻炼讲究的是锻炼者紧密关注人体体内生命物质、生命活动，配合肢体舞动或打坐等各种或动或静的锻炼方法。这样的锻炼方法，其主要特点是两个字——“内向”。

所谓“内向”，它要求锻炼者在锻炼过程中处于一种安静放松、抛弃与气功锻炼无关的思想杂念、把注意力只关注于自身肌体生命组织生命活动的状态。这样的锻炼，我们称它为“内向健身锻炼”。

历代古人创造了不少的内向健身方法，如“心斋”“坐忘”“吐纳”“导引”“按跷”“行气”“内视”“内丹”“周天”等。在晋代，出现了“气功”的说法。近代，太极拳、易筋经、八段锦、五禽戏等已成为不少锻炼者热衷的新热点，它们在本质上都是属于“内向健身”的锻炼方法。

“内向健身锻炼”，要求锻炼者在锻炼操作的过程中，认真主动地把大脑的思维活动用来关注、体察人体体内各种生命组织的活动状态和感觉现象，关注在锻炼中出现在体内的酸、麻、胀、痛、“气感”等各种感觉。我们把这样的大脑思维活动，称为“内向思维”。

接下来，本文将从“内向健身锻炼”中产生的种种生命现象出发，对“气感”是怎样产生的，“气”是什么，“气功”是什么功，“意念”是什么，“精、气、神”是什么，“三调合一”又是什么等概念，进行一步步的深入分析和讨论。

【目录】

第一节　内向态

为了能由浅入深讲清楚内向健身锻炼的本质和健身原理，我们有必要先提出一个词——“内向态”。

平时我们所说的体育锻炼，特别是竞技类的锻炼，一般是指调动人体的肌肉、骨骼、韧带等生命组织进入兴奋活动状态，使这些肌体组织的功能得到加强，特别是在力量、速度、反应等各方面得到更加敏捷、更加强大的表现和提高。在这样的锻炼活动中，人的思想不但关注着自身的运动状态，也同时关注着周围的环境。比如说田径运动，运动员在赛跑的过程中，同时关注的是速度、是跑道，是前后左右的运动员谁跑得更快和众人的喝彩；球类运动员，关注的主要就是自己和对方的球；体操运动员，关注的是平衡木、单杠、双杠和自己的动作……但是内向健身锻炼则不同。内向锻炼分静功和动功两类。静功一般以坐功、站功等为主。静功要求锻炼人处于十分安静的状态中，关注的是锻炼者自身体内以神经系统、循环系统为主的生命组织和各种内脏器官生命组织在大脑内向思维意念关注、导引下的种种生命活动。动功与静功不同。动功的主要特点是在大脑内向思维意念的主导下配合和调动四肢肢体的姿势动作，同时关注锻炼者在肢体动作过程中全身相关的肌肉、骨骼、关节、韧带等各种生命组织在锻炼中产生的酸、麻、胀、痛等各种感觉。

我们发现，无论是静功还是动功，当锻炼者进入了十分安静并在大脑中抛弃杂念，将内向思维只用来关注体内以循环系统的血液流动和神经系统的神经组织为主的生命组织的活动状态时，锻炼人往往会在体内或肌肤表面感觉到有所谓“气”的活动现象（也叫“气感”）。尤其是在进行缓慢动功操作的人的双手上，“气感”经常会像微风拂过一样出现。这样的“气感”现象，从现代科学理论的角度分析，它应该是内向健身锻炼者在锻炼过程中，人体体内生命组织、生命物质的生命活动产生的生命信息通过大脑神经中枢的接收、传递、反映所形成。这样可以让锻炼者安静摒弃杂念和专心、认真关注体内生命组织生命活动的状态，我们把它称为“内向态”。

古人在几千年以前就创造了内向健身的方法。在《黄帝内经》一书中，我们看到，古代的“圣人”“真人”的一些锻炼方法就是“把握阴阳，呼吸精气，独立守神，肌肉若一……”。这样的锻炼境界，就是“内向态”的表现。

对“内向态”，还有不少古人的经典描述。如孔子对“心斋”的解释是“无听之以耳，而听之以心。无听之以心，而听之以气。听止于耳，心止于符”。如庄子的《在宥》里写道：“至道之精，窈窈冥冥，至道之极，昏昏默默，无视无听，抱神以静，形将自正。必静必清，无劳汝形，无摇汝精，乃可以长生。目无所见，耳无所闻，心无所知，汝神将守形，形乃长生。”老子的描述则是“惚兮恍兮，其中有象，恍兮惚兮，其中有物。窈兮冥兮，其中有精，其精甚真，其中有信”。可见，孔子、庄子、老子等先哲们都先后接触和认识到了在内向锻炼活动中的一些感觉并把它们描述成身处在云里雾里、飘飘然的状态，是一种“人在气中、气在人身中”的状态。实际上，孔子的“若一志，无听之以耳，而听之以心；无听之以心，而听之以气。听止于耳，心止于符”与他的学生颜回的“堕肢体、黜聪明、离形去知、同于大通”，庄子的“昏昏墨墨、无视无听，抱神以静，形将自正……目无所见,耳无所闻,心无所知”,老子的“惚兮恍兮，其中有像，恍兮惚兮，其中有物。窈兮冥兮，其中有精，其精甚真，其中有信”等描述，都是同一种状态，那就是专心把内向思维关注在锻炼人体内的“内向态”上。

我们的内向健身锻炼初学者进入内向态时可以微闭双眼，因为内向锻炼要求最为重要的是“静”和“内”。双目不视外，就为人内心的安静创造了条件，所以历来倡导静坐内向修炼的佛家提倡“止观”。“止观”尽管不完全就是闭目，但闭目应该是“止观”的方法之一。

微闭双眼，能较快地使练功者进入内向态，在练功时体察体内产生的感觉，体察体内生命物质的活动状态，体察体内之“气”的“运行”轨迹 。在睁开双眼看着外景的情况下，往往容易受到外界的干扰。李时珍的“外景不除、内景不入”就是这个道理。但是要指出，闭眼仅仅是一种去除杂念的方法。至此，对什么是“内向态”，我们有了一个基本的了解。

第二节　论气感现象

内向健身锻炼中有一个重要的现象——“气感”现象，即在练功者处于安静、摒弃杂念的状态下，用老子《道德经》中所言，就是在“虚其心”“致虚极、守静笃”的状态下，有素的锻炼者在缓慢的肢体运动中会感觉到似乎有“气”在人体特别是双手周围“漂浮”或在体内移动，这即是一种“人在气中、气在人身中”的感觉现象。特别是当练功者微闭双眼（不是闭得很紧而是似闭非闭，略留亮隙）、摒弃杂念，只关注自身的锻炼过程时，“气感”会更加直接和明显。在《黄帝内经》中，岐伯所描述的“熏肤、充身、泽毛、若雾露之溉，是为气”，实际上就是对“气感”现象非常贴切、非常形象化的描写。

气感现象不是一种臆想。气感现象所反映的本质是人体体内的生命物质的活动，而且是非常重要的生命活动。可以认为，正是由于气感现象，才有人经过长期的锻炼探索提出了“气功”这个概念。没有气感现象，很可能就没有“气功”这个说法。后面将对气感现象的原理，结合现代科学理论进行分析探讨。

气感现象除了前面已经讲到过的庄子、老子、孔子等古人所描述的“窈窈冥冥”“昏昏默默”“恍兮惚兮”等就像人体处在雾气迷蒙中的现象之外，更主要的是当锻炼者在锻炼时采用内向思维“意念”同时配合肢体动作去具体关注、体察相关的身体内部时，体内的某些相应部位就可能会出现酸、麻、胀、痛、跳动等感觉，尤其是微胀感，形成的表现就是典型的“气感”。我们可以从自己的锻炼实践中体察到，当进入了认真的“内向态”以后，在动作中的双手，尤其是手掌心、手指肚等部位最有“气感”。

应该指出，通过内向思维健身锻炼，特别是“动功”产生的气感现象，并不是很奇妙的东西。我们用一些简单的办法就能制造这种好像又玄又神秘的感觉出来。

方法一，“拉气”法。锻炼者安静放松，或坐或站均可。双眼微闭进入“内向态”。双臂慢慢在左、右前方抬起，在胸前成空抱状。双手十指的指尖相对或两掌相对，互距5～10厘米左右均可。排除“心”中（脑中）杂念，把注意力移到双手上去。双手慢慢（一定要慢、要静）开、合,即把相向的双手的手指或手掌慢慢拉开又慢慢合拢。当合拢至初期未拉开时的距离时，再次慢慢拉开,又再次慢慢合拢。合拢时，两手的手指和手掌不要相碰，留有空隙便可。通过这样反复的“开”和“合”一段时间后，实践者慢慢地会感觉到在“开”和“合”时,两手中间会出现神秘的“力量”在影响双手的动作，似乎是拉不开、合不拢，中间有一团浓浓的“气”。这就是通过双手开、合拉出来的“气感”。

方法二，推、拉法。锻炼者安静、弃杂念，微闭双眼，站立，进入“内向态”。两臂慢慢放松下垂，就好像孔子的学生颜回的那个“堕肢体”。仔细体察两手下垂时的感觉是否在微麻或微胀？那是血液流到手部去了带来的感觉。然后我们把双手手指慢慢转动并向上翘，手掌朝下放平。再把左右双手缓慢地向前、向后进行前推、后拉。此时在锻炼者的手部就会出现明显的“气感”。这是什么现象？那是血液在双手手部的微流动刺激了手部毛细血管神经元产生的信息在大脑得到了反映。这样的反映和“拉气法”一样，需要锻炼者在进入“内向态”的情况下大脑中才能顺利感觉到。同时，缓慢的推、拉产生了双手皮肤与接触空气之间的微摩擦，这样的微摩擦同样也通过手部的神经组织产生信息并在大脑中产生感觉。

锻炼实践者的手部出现类似“气”的感觉，是通过大脑和手部神经组织的互动所致。这样的说法有依据吗？有。国家教材《生理学》告诉我们，“‘感觉’是客观物质世界在人主观上的反映。人体内外环境中的各种刺激首先作用于不同的感受器或感觉器官，感受器能将各种刺激所含的能量转变为相应的神经冲动，后者沿一定的神经传入通路到达大脑皮层的特定部位，从而产生相应的感觉。由此可见，各种感觉都是通过特定的感受器或感觉器官、传入神经和大脑皮层的共同活动而产生的……而各种感觉的最终形成与中枢神经系统的功能密不可分”（2006年第6版第243页）。毫无疑问，产生在人体内向健身锻炼中的“气感”，就是体内生命物质活动，特别是血液流动对血管的张力和微摩擦刺激以及空气与体表肌肤之间的微摩擦刺激等活动信息，造成了感受器、传入神经和大脑皮质的共同活动，从而产生了相应的感觉。

实践者随着锻炼过程的积累，“气感”会逐渐更加明显。内向态下，不仅在双手，把内向思维意念的关注放到后背，后背会感觉到微微发胀；放到前胸，前胸也会感觉到微微发胀。这些都属于气感现象。实际上，实践者在“内向态”下把“意念”注意力放到身体肌肤的各个部位，几乎都会感觉到或强或弱的“气”活动现象。原因就在于我们人体肌肤的所有地方，都少不了毛细血管内血液的流动对血管神经组织的微刺激，少不了大脑与肌肤神经组织之间的联通、互动以及信息的传递，也就是“感觉器官、传入神经和大脑皮质的共同活动”。但有一点，如果我们不是处在安静、弃杂念的情况下，要想获得明显的“气感”可能就比较困难。

“气感”是锻炼者处在“内向态”时，在锻炼中感觉到“气”在身上活动的现象。当锻炼者结束“内向态”，处于平时的活动状态时，那种“气感”也就会随之消失。所以，

“气感”并不神秘，它仅仅是一种在特殊的锻炼状态下的感觉而已。

那么这样的“感觉”的本质是什么？显然，“气感”现象不是空穴来风，它是有物质基础的。但这些“物质”并非来自于我们在人体解剖领域尚未被揭秘的所谓新的“精微物质”。“气感”实际上是以人体的神经系统和循环系统等我们现在已知的体内生命物质及其活动过程在大脑中的相应反映。

现在我们知道了，前面讲的在手部产生的这些“气感”现象产生于如下因素：大脑内向思维活动对手部的关注；手部血液流动产生的对手部血管、手部神经组织的微刺激；手部皮肤组织与空气之间的微摩擦刺激；在这些刺激过程中通过大脑神经中枢对手部神经组织传导过来的信息的接收和反映。说到底，所谓“气感”，实际上就是大脑内向思维对生命体自身肌体组织各种生命活动产生的信息，通过神经系统进行接收和反映的一种生命现象。

前面我们讲过“拉气”，用双手的开、合来制造“气感”。如果“气感”之“气”如有人所说来自宇宙空间，那我们这么拉几下“气”就到了身上，我们岂非都成了能“呼风唤雨”的神仙？实际上，双手开、合所产生的气感，是来自于动作双手上的血管内血液流动对血管壁的张力和刺激，以及手部皮肤与空气之间的微摩擦，来自于大脑和手部之间的神经通道组织对接受刺激的血管和皮肤产生的信息的传递及其大脑神经系统对信息的反映。

在内向健身锻炼中，多数实践者经过一定时间的实践后，会逐步感觉到体内之“气”能随着双臂、双手的动作方向在体内“移动”。我们仔细体察“气感”，也可以感觉到，随肢体动作在体内活动之“气”与双手上的“气”相比，手部之“气感”更加明显、浓重。

为什么手部的“气”更加明显、更加浓重？这是什么原因？这是因为手部的感觉神经功能相对于身体其他部位是最强的。尤其是手指肚和以劳宫穴为中心的手掌区，最能感觉到“气”的存在。

我们可以试一下用双手抓握一个物体，感觉一下物体的形状，然后把同一物体置于身体的其他部位，例如胸前贴身。我们发现，用手握住物体可以比较长久地感觉到该物体的形状特点。置于肉身上其他地方，在刚贴上去时也有物体形状的感觉，但过一会就淡化了。这说明了手部与身体其他部位神经组织的感觉功能存在较大的差异。这也解释了双手上的“气感”在锻炼时明显地强于其他不同部位的感觉差异的原因。

至于为什么有这种明显差异？笔者认为，这是人类在进化过程中的劳动锻炼了双手，造成了手部神经的高度发达、高度敏感，同时也造就了手部神经与大脑神经之间的通道完美地协调和联通。

在内向健身锻炼过程中，常常困扰广大锻炼者的即是“气感”这种现象。现在笔者斗胆下结论：“气感”就是体内生命物质运动，特别是循环系统与神经系统生命物质在体内活动产生的相关信息在人大脑中的反映。产生“气感”的原理主要是两种相关因素：它首先是人体的循环系统、微循环系统血液流动对血管壁的微刺激造成了相关生命活动信息的产生；其次是由大脑操控的内向思维，即“意念”主动对相关生命组织生命活动的关注和介入。这样的关注和介入对这些生命组织活动产生的信息，经过神经通道组织接收、传递，在大脑得到反映。以上两种因素是同步产生的。也就是说，没有内向思维对人体体内生命活动的密切关注，“气感”就不易被觉察到。此外，在内向锻炼中，通过调动肌肉、骨骼、韧带、五脏六腑等各种肌体组织的活动，各相关部位会出现酸、麻、胀、痛、腹鸣等各种感觉。这些感觉同样是肌体活动产生的信息在大脑得到反映的结果。它们尽管与“气感”不尽相同，但产生过程、锻炼的作用在本质上是一致的。

我们人体有一个非常重要的“特异功能”，那就是自我调节功能。就是说，在我们人体的大脑和全身的神经系统都处于正常健康的情况下，体内如果因为种种原因，例如精神紧张、劳累过度等，出现一些不平衡不和谐现象，通过精神放松、休息等方法，自我调节功能会把人体“拉”回到相对正常的状态。但是正常的体内调节功能的发挥，必须有一个健康的神经机制作保障。而种种内向锻炼，采用大脑内向思维，即意念体察微刺激体内生命组织、生命物质的生命活动，就是对我们全身的神经系统进行微刺激活动锻炼。其效果是使人体全身的神经组织、神经通道得到一个健康的活动机制。古人热衷于“导引”“周天”一类的内向健身功法，从科学的角度看，其主要功用应该在此。

再说内向锻炼用意念体察体内的生命活动感觉为什么一定要安静和抛弃杂念？道理很简单，如果锻炼者静不下来，杂念丛生，那么在大脑中就很难体察到体内的生命物质活动，例如神经反射活动、例如血液流动对血管产生张力刺激这样的微弱信息。那时大脑中反映的只是外界的噪音、眼前的杂物、心中的杂念而已。我们的内向锻炼是要通过让锻炼者在“内向态”中，在自然、和谐的状态中，用一些特别的锻炼方法，使人体肌肤和身体内部的器官、组织、细胞得到微刺激活化的活力调动，对大脑皮质与全身各种肌体组织之间的神经元、神经通道进行微刺激互动活化。这样的锻炼，其目的就是要实现全身的神经通道和血脉通道的活化畅通，实现全身生命功能，特别是全身内在调节机制的整体完美，实现调动生命体整体自我发挥、自我修复的健康功能。内向健身锻炼正是这样的锻炼方法。

在内向健身锻炼中，现在有不少人提出并重视“意念”这个词。有人对“意念”是什么、有什么作用等还不很了解。所谓“意念”，实际上就是大脑内向思维的具体操作，就是我们在锻炼中对体内的各种肌体组织的活动进行内向的关注和体察，主动调动体内神经系统神经组织的互动刺激。“意念”与“内向思维”在本质上是同一码事。运用“意念”，主动在锻炼者体内体察“气感”等各种感觉，对健身锻炼决非可有可无。用“意念”介入锻炼，主要的作用之一就是调动和微刺激我们从大脑到全身的神经组织、神经通道的活动活化。人体大量的神经元依附在各种血管上，神经元和血管组织之间是一种互相激活、互相提供生命物质的关系。比如在神经元活动活化的过程中，它还能分泌一些相当重要的生命激素注入血液，增强人体的生命功能。

由此可见，在内向健身锻炼中，采用“意念”介入，采用认真的关注、体察锻炼者体内生命活动的感觉，是内向锻炼不可或缺的健身手段。是刺激和活化人体神经系统、循环系统和全身各种生命组织，实现延缓人体衰老的重要方法。

那么，在体内“制造气感”的生命物质具体是什么，“气”到底是什么，后面将提出相应的观点。

第三节 论“气”为何物

“气感”现象的存在，引发了广大锻炼者对“气”的种种想象和猜测。本节我们讨论内向健身之“气”是什么样的物质和属性。

汉字“气”是一个范围很广的概念。从宏观上讲，它可以说是一个包罗万象的哲学范畴。现在我们讨论的在内向健身锻炼过程中出现的“气”，探究的是人的生命体体内生命物质的生命活动，相对属于微观的范畴。

那么内向健身的“气”究竟是什么？有人说“气”是来

自于宇宙开天辟地、混沌初始生成万物的“原生物质”。近代在没有找到明确的“气”的实物证据时，有观点设想“气”是存在于人体体内还没有被现代解剖科学所发现的“精微物质”。那么这样的“精微物质”是什么样的物质属性，是以物理粒子形态还是以某些化学元素状存在于人体内的呢？现在见诸于教材的新说法，提出“气”就是“充养人体的精华”。但是充养人体的“精华”不就是由血液携带的输送到人体全身的各种能量物质、营养物质和氧气、由神经组织自身产生的一些激素等吗？难道我们新的现代医学仪器通过对人体更全面的检测，真的又发现了新的“粒子”？

讲不清“气”为何物，讲不清“气”的本质属性，也就讲不清楚内向健身锻炼为什么能对人的强身健体产生重要的锻炼作用。特别是对“气功”这个概念，讲不清它到底是什么功，就讲不清它应该怎么“炼”。

笔者斗胆指出，所谓“精华”“精微物质”等说法是含糊不清和缺乏科学根据的。比如说，这些“精华”“精微物质”在人体体内是怎样产生的？是通过父母遗传获得亦或是通过饮食摄入，还是通过气功锻炼“生长”出来的？它们又是怎样通过我们的锻炼产生健身作用的？按理讲，能代表"气"的设想中的"精微物质"，如果真的在人体内有实际存在，它们应该在所有人的身上都有。那么我们是否是通过这些"精微物质"自己在体内产生健身作用的呢？那么搞不搞内向健身锻炼，岂非就没有什么意义了吗？也就是说，即使人体体内真的有什么我们尚未发现的新"物质"，它与我们的健身锻炼又能有什么本质上的联系？

为了搞清楚"精华""精微物质"是否能与"气"划等号，我们需要从"物质"这个词的含义讲起。"物质"首先是代表客观存在的东西，它不以人的意识为转移。然而"气功"之"气"与纯粹的客观物质概念不同。我们可以说它有物质属性，因为"气""气感"是人体体内的生命组织、生命物质在人体体内的生命活动，比如内向健身"气功"一类的锻炼活动中产生的生命现象。但是"气功"之"气"却不是客观的纯粹的物质概念。"气"与"物质"在本质上的区别是：纯粹的"物质"不以人的意识为转移，而在锻炼活动中产生的"气感"之"气"却是与人主动的内向思维活动互生互动的。显然，单纯的"物质"概念与"生命物质"概念之间存在着本质上的不同。

所谓的“气”“气感”的产生，主要是人体体内大家熟知的以循环系统的心脏、血管、血液和以大脑为主宰的全身的神经系统为主的两大系统，以及体内其他的种种生命组织、生命物质通过我们的锻炼活动所产生。也就是说，如果不是通过配合进入内向态的内向思维锻炼活动，我们人体上应该不会出现“气感”现象。可见，“气感”并不是由某种独立存在于人体体内能够自己怎么样的“微粒子”的活动造成的。“气感”现象实际上是我们早已经通过现代生理学、现代解剖学、现代医学等一系列现代科学所了解的人体体内各种生命组织、生命物质在我们体内的生命活动所产生的一种生命现象。

在锻炼中我们操控大脑的内向思维活动关注体内，是操控大脑神经组织与肌体相关部位神经组织之间的联通和互动刺激，是人体的肌体神经组织之间的互动活化。它不是什么特别的“精微物质”在体内的活动和表现。

我们说“气”“气感”有它的物质属性，是因为“气”不是无缘无故产生的。“气”的产生以人体体内的神经组织和血液循环组织为主要的物质基础，是这些生命物质的生命活动在人的大脑中产生了“气”的感觉。“气”不是单纯的不受人的内向思维调控就能在体内独立活动的“精微物质”，也不是在宇宙中弥漫飘散的什么“原生物质”。“气功”之“气”的最大特点是它是锻炼者大脑主动、专心的内向思维活动和体内生命组织、生命物质活动共同产生、同步产生的生命现象和生命感觉。它只出现在活人的身体上。它是人体体内循环系统的生命物质活动，特别是血液流动产生的生命信息通过神经系统的接收、传递在大脑中得到的感觉反映。是人体体内的生命物质活动与大脑内向思维活动共同的、同步产生的一种生命现象。说它只出现在活人身上，是因为人的大脑一旦死亡，“气功”之“气”也就同时消亡。人的心脏跳动、血液流动一旦完全停止，“气功”之“气”也就彻底消亡了。离开了锻炼，离开了生命体的生命物质和生命组织的生命活动，“气”根本就不可能有任何的表现和存在。人的生命一旦结束，“气”也就“断”了。

所以，产生在内向健身锻炼者体内、能够感觉到的“气”实际上就是一些以目前我们已知的人体体内的生命物质、生命组织为物质基础的生命活动的表现，是在特定的内外环境中，在大脑内向思维活动导引下人体循环系统、神经系统生命活动产生的生命现象。大家知道，循环系统是我们早就知道了的心脏、血管和血液，也就是《黄帝内经》中所说的“津、液、血、脉”。而神经系统是我们人体的神经元和由神经突触、神经纤维联接起来的神经通道等各种神经组织整体的全称，与传统中医理论“经络”之说异曲同工。

人体在内向锻炼中产生的“气感”，既具有以血液流动为代表的人体体内生命物质生命活动的属性，又同时产生于我们大脑的内向思维活动。“气”并不能与我们平时讲的“物质”划等号。因为“气”既产生于体内的生命组织、生命物质的活动，又产生于大脑神经组织的内向思维活动。打一个比方，我们通过手臂、拳头先收缩后击出的力量，就是在大脑意念的指导下通过手臂和拳头击打所产生。这样的击打动作和力量的大小尽管在别人看是管不了的“客观”，然而它却是由击打者自身的大脑思维活动所操控。

因此，人体在内向健身锻炼中产生的“气”，在本质上就是一种感觉。其物质属性是以血液为主的生命物质和以神经为主的生命组织。而给锻炼人以“气感”的“气”，那是人体体内生命物质和以神经组织为主的生命组织的生命活动产生在大脑中的表现和反映，而不是我们寄希望于未来去发现的新物质。仅此而已。

笔者为什么一再提出对“精微物质”的讨论？因为要真正了解所谓的“气功”，真正了解各种内向健身锻炼应该遵循的正确的锻炼方法，不真正认识“气”的科学本质是不够的。需要指出的是，“气功”采用内向思维进行内向健身是很好的锻炼方法，但是前期曾经出现过把各种形形色色的“功法”，甚至连一些魔术都拉进了“气功”，这既没有符合科学的依据，也容易被误导。

第四节　论“意念”的科学本质

前面说过，内向健身锻炼的特点之一，就是锻炼者主动调动大脑内向思维的运用，也就是“意念”的运用。所谓“意念”，是指内向健身实践者内向思维有关锻炼操作过程的意愿和导引。包括锻炼人自身进入“内向态”主动调动肢体的动作，主动关注体察体内生命物质，特别是血液在血管中的流动运行和大脑对体内相关神经通道生命组织的微刺激。这样的“意念”，针对的仅是实践者体内而不是外界，故也称“一念”。

“意念”一词，也有称为“意识”的提法。实际上，“意念”的提法更好。“意念”可以看作是内向思维中一种简单的“关注”和“念头”，而“意识”就好像有点较复杂的思想关联了。且“意识”一词容易与哲学、与“意识形态”等概念相混引起误解。而内向健身锻炼中的“意念”其实并没有那样复杂。“意念”在本质上与“内向思维”是同一个意思。但相对来说，内向思维主要指的是大脑思维活动的方向，而“意念”是大脑更加具体的操作活动过程的主动导引。

对“意念”这个概念，一方面，相当多的内向健身实践者都认可“意念”在健身锻炼中的作用。但是也有不少锻炼者对“意念”的本质是什么、它的作用原理是什么等理解不深，对“意念”的认识似乎带有一些神秘感。有的把“意念”说成是“心理活动”。实际上内向健身的“意念”没有常人的“心理活动”概念那样复杂。还有说法把物理学中的“原子”“量子”等微粒子与“意念”“念力”进行了联系。说人的“意念”或“意念的表现”可以产生强大的力量，从人的大脑中发出来的“念力”能够改变人体以外的世界的物质形态……给人的印象，好像人真的要变成无所不能的“神仙”了。

如果说，人对外界的客观物质有思想认识并可以通过实践来改变现实，这当然无可非议。但如果说仅仅通过脑活动产生什么“念力”，也就是仅仅依靠大脑活动，居然就能从大脑中跑出什么“量子”，可以改变世界上客观存在物质的物理现状，这就太玄了。有真实的依据吗?

所以，对“意念”是什么样的本质概念，在内向健身中它起的是什么作用，我们不能不把它弄清楚。

其实，意念并不像某些说法讲的那样神秘。意念其实就是内向健身锻炼者在锻炼过程中，主动运用大脑内向思维，在安静、弃杂念的状态下对人体相关生命组织的活动状态进行有序的关注体察和导引。这样的“意念”实际上是一种相对单纯的大脑活动。它的主要过程是：一，在锻炼中，通过大脑对人体全身生命活动，特别是循环系统和神经系统的生命活动进行“意念”关注，也就是内向思维活动的投入使大脑与人体相关部位的生命组织之间的神经元、神经通道组织实现互动微刺激。二，通过神经系统的生命活动，把相关肌体生命组织被刺激产生的生命信息传递到大脑并在大脑中得到反映，也就是得到感觉。这样的主动微刺激过程和反映过程就是意念活动的核心本质。在意念指导下上通大脑、下联肌体神经组织的生命活动，我们称它为“主动微刺激神经反射”，其锻炼目的是实现对相关神经组织的微刺激活动化。

那么关键问题是内向思维“意念”能否真的可以微刺激活化体内的神经组织？我们可以通过知识和实践来证明。大家知道，人的肢体动作，都来自于大脑意愿或欲望所发出的指令。人希望拿物，就有手的动作。希望走路，就有腿、足的跨步。是人的意愿或欲望通过神经通道将指令信息传向手部、足部，才有了手、足的相应的行动。如果脑部和中枢神经被伤害或通道被破坏，此时想拿东西的手就不再能完全地接收和执行大脑的指令，瘫侧的腿、足也不能利索行动了。所以医生会让中风病人尽量多动肢体，目的就是希望逐步恢复神经通道的功能。

那么，从大脑首先产生的信息，即大脑的主动意念能否传达到手、脚等肢体以外的其他的肌体组织呢？本文认为也能。因为神经通道中的神经纤维对信息的传递，特别是电突触传递能力是双向的。人身上手、脚以外的其他组织，只要这些组织受到刺激能把信息传向大脑的，大脑主动的内向思维意念活动也能把相关信息传达到这些相关部位和组织。当然，大脑信息传递到肌体组织，不是说所有的组织都能像手、脚那样动起来。不同的肌体组织，其生命活动的表现方式都有自己的特点。

我们可以举例子证明从大脑首先产生的信息对某些肌体组织的影响。我们知道曹操用酸梅来激励他的士兵、促进口腔分泌唾液止渴，现代科学把这种现象称为“条件反射”。但我们可以试一下，在让自己处于安静、放松、“止观”、排除杂念的状态下，把注意力放在口腔上，并不需要去想什么“酸梅”之类，过一会在口腔中唾液的分泌可能一点也不比曹操的方法少。这种现象说明，由于大脑的“关注”“照察”，口腔的神经元被微刺激激活了。可见大脑神经元主动发出的活动信息是可以通过神经通道传送到其他部位的。

在经过相当一段时间的健身实践后，从内向思维意念产生的“气感”的敏感性逐步增强，使得笔者对上述观点有了更多的信心。笔者发现，在安静、弃杂念的状态下，如果把意念“放”到头顶，百会穴会微微发胀，继续让意念沿额头、脸部五官慢慢往下移，在双眉中间的“印堂”会感觉到微微发晕，到鼻子时，鼻子会发酸，再向下至口腔，停留片刻，在口腔中会分泌出大量的唾液。还有，如果我们把内向思维的关注移到胸前或背后，在这些部位也会产生微胀感。种种现象充分证明，在大脑中发出的意念信息对人体各个相关部位进行的关注和微刺激，都出现了在这些相关肌体上神经组织活动的反映和表现。我建议实践者通过认真、仔细的内向体察，由自己来证明这样的过程是否真实。

也许有人会问，除了头部和胸背部，在身体的其他地方也会通过内向思维意念得到感觉吗？我们也可以实践一下。当然首先还是要实现安静、弃杂念进入“内向态”。此时我们让两手臂轻轻下垂（“堕肢体”），仔细体念两手是否微微发胀、出现“气感”，那是血液流到手部去了。再把双臂慢慢向上提升，我们会感觉到双手、双臂上也出现了“气感”，那是血液沿手臂在向肩部流。这些感觉就是血液流动对血管刺激产生的信息在大脑中的反映。应该指出的是，实践者如果不是处在安静认真用内向意念关注的状态中，这些感觉的产生就可能不明显。大脑和肌体之间的神经通道是极其灵敏的生命信息通道。采用内向思维意念方法就是要锻炼者进入内向态以后，从大脑中主动产生关注、调动生命组织活动的“念头”，然后在锻炼中通过神经中枢接收、传递、反映从相关生命组织上产生的信息。其目的是为了通过意念活动，实现对相关肌体神经组织的主动微刺激，使神经通道在接受微刺激的过程中增强活力，也就是增强经络通道（人体体内贯通上下、左右、前后的所有神经通道的总称）信息传递、信息反映功能的作用。坚持有规律的、经常性地对经络通道的活化微刺激，除了增强活力，也起到了推迟这些经络组织衰老退化的作用。

为什么我们一再提到在内向锻炼中要微刺激人体的神经组织？因为要保持生命体各种生命组织的健康，有一个基本的健康原理——“活动”。就是要让人体所有的生命器官、生命组织乃至每一个生命细胞，都能经常得到一定量的活动。“活动”是所有的生命体、生命组织主要的生命特点。动则活，不动则衰，用进废退。

坐着办公，如果单纯用脑、用手工作，长时间处于一种姿势，颈、背僵着，就很容易出现颈椎病、腰病、背痛等情况。原来写惯字的，一年或更长的时间不写，你拿笔再试试看，可能会感到握笔写字的感觉没有像原来那样灵活了，需要经过一个恢复的过程才能变回正常。这种现象说明了什么呢？为什么某些职业，特别是一些文职工作，用的是手，但较少看到手因而得病，得病的却是肩、颈、背。因为肩、颈、背这些地方缺少双手那样的劳动操作。双手劳动联通大脑，它们之间神经通道的活动是正常的。而肩、颈、背这些部位相对来讲与大脑之间就缺少了神经活动的互动刺激，在这些部位的肌肉、骨骼、关节、韧带、神经组织、毛细血管等因缺少足够的活动，老是僵着。长期下来，就会造成这些部位的神经组织和微循环组织缺乏营养血液的灌注，也弱化了它们的活动能力，于是这些部位相应也就成为职业病的重灾区。

为了不使肌体组织因缺少活动而快速衰老退化，让身体的任何部位、任何组织结构都能保持经常性的活动锻炼是非常重要的。我们经常可以听到比如“耳宜常弹”“肛宜常提”“目宜常转”“发宜常梳”“齿宜常叩”“饭后百步走、活到九十九”等倡导。总之，人体所有的生命系统、所有的生命组织，都宜适当活动，以动求活，以动求健。动，能使动的部位得到正常的“气血”供应，使这些部位的功能和活力得到正常的维护和发挥。

人体活动大到整体，小到微观，即人体的器官组织、细胞，都有共同的地方，就是过劳则累，过逸则萎。我们的神经系统也同样如此，特别是依靠神经突触、神经纤维互相联接起来的“通道”，它也需要经常进行活动“锻炼”，同样有一个用进废退的问题。神经通道如果缺少活动，功能也会衰退萎缩，原有对人体整体的作用和功能也势必会受到负面影响。

那么，如何才能使我们的神经通道得到有效的活动锻炼呢？用调动内向思维意念，配合肢体、肌体生命组织的活动进行内向健身锻炼的种种功法，都可以使大脑的神经组织与相应的其他部位神经组织之间的通道得到微刺激、微活动化，从而实现锻炼的目的。

这里所说的微刺激、微活动化，不是说某个部位的生命组织没有活力了，需要“激”一下，而是通过微刺激去有效增加肌体微组织的活动量，就是使神经系统和微循环系统的每一条神经纤维、每一个神经元、每一条毛细血管都能增加微活动量。我们不要小看微刺激，小看微活动量，水滴穿石，累积的效果最扎实。内向健身锻炼并不都是一朝一夕间就能见功夫的，往往在不知不觉中累积显现。

讲到这里，我们对在内向健身锻炼中采用“意念”“行气”这些方法的基本认识是：锻炼者在“内向态”的状态中，主动调动、体察体内产生的“气”的运行和各种感觉，就是对体内神经组织和微循环组织进行微刺激活动的锻炼过程。这种对体内生命物质活动的认真体察，在文献中称为“内视”“以意领气”“周天”等，我们现在称为“内向思维意念导引”或“主动微刺激神经反射”，其实质都一样，都围绕着一个“意”字。所谓“意”，就是内向思维，就是用“心”。当然，“用心”不是“唯心”，也不是复杂的“心理活动”，它用的仅仅是大脑主动的内向关注式的思维活动。

所以我们说，这样的用“心”认真调动、体察“气”的活动，“主动微刺激神经反射”，就是通过意念活动，对体内神经组织、神经“通道”进行微刺激、微活动化的锻炼方法。

先人医学家李时珍把他在锻炼过程中的内向思维称为“内视”。所谓“内视”，就是先人对我们现在所说的内向思维、内向健身锻炼的形象化描述，就是在锻炼中，有序地对人体的五脏六腑进行“视察”。当然，用眼去“透视”是不可能的。“内视”是以“意念”在体内用形象思维的方法，根据已知的体内脏腑的位置排列进行有序的“扫描”。

李时珍对“内视”十分重视。他把体内器官的分布排列称为“内景隧道”，认为“惟返观者能照察之”。“返观”“照察”就是“内视”，就是主动运用意念对人体内部脏腑进行走入“隧道”式的体察。实际上，“内视”的本质就是通过意念调动大脑神经与脏腑器官神经组织进行互动微刺激活动的锻炼。我们应该相信，像李时珍这样的对每一棵小药草都要进行认真考察的伟大医药学家，如果没有长久的实践经验，而仅凭空想象一些无根无据的东西应该是不可能的。如果李时珍本人对“内视”功法的效果一无所知，他能把“内景隧道”“惟返观者能照察之”这样的对体内“气机”变化有深切体会的名言记入他的著作中吗?

对伟大先人的“内视”理论，用什么来证明它的科学性？笔者认为，广大“功众”在内向锻炼中能被多数人共同认可的“感觉”和现代生理科学对人体上产生“感觉”的原理的科学论述，应该可以被认为是内向健身相关理论的科学依据。

把“意念”的科学涵义再总结一下。什么是“意念”？“意念”是实践者在内向锻炼过程中，采用内向思维针对人体全身神经系统及其相关各种生命组织进行微刺激活化的生命活动。“意念”不是许愿祷告，不是发放“外气”，不是想象从大脑中能跑出来什么“微粒子”和“念力”去改变人体外面的物质世界。“意念”是练功人在锻炼中主动通过大脑内向思维把注意力“放”到相关的各种生命组织上去，主动对这些被锻炼部位在锻炼中产生的“气感”和酸、麻、胀、痛、腹鸣等种种生命现象进行认真的体察和“跟踪”。“意念”还通过主动导引肢体动作“升、降、开、合”并配合柔韧的力量进行内向渗透，锻炼强化躯体的肌肉、骨骼、内脏等各种组织。“意念”的特别作用还在于它在锻炼中微刺激活化了全身相关部位的神经组织。例如对所谓的“任脉”“督脉”区域进行循环“行气”的“周天”导引等。我们把这些对神经组织的微刺激称为“主动微刺激神经反射”。“意念”还通过主动调动锻炼者的肌肉、关节、韧带、骨骼、腰椎脊柱等生命组织在锻炼中产生的力量，对这些肌体组织本身和胸腹腔内脏进行渗透式按摩刺激和力量注入，从而活化这些肌体组织和内脏的气血供应，增强脏腑的活力。此外，“意念”还需要在锻炼者脑海中出现与锻炼无关的思想杂念时，及时主动“收心”、排除杂念。一句话，调动“意念”就是锻炼者主动用认真的“一念”式内向思维活动，配合人体各种生命组织的生命活动实现人体整体健康的锻炼方法。这样的锻炼方法关键在几点：一是锻炼者要安静、认真、心态平和，要进入“内向态”，不要在紧张、急躁等恶劣的情绪中练功。二是要主动用意念密切配合、密切关注肌体组织在锻炼中产生的感觉和变化。做到了这几点，采用什么具体功法并不是十分重要。古医学家葛洪说过，“行走坐卧皆气功”，也说明了这一点。

前面讲过，不管什么样的内向健身功法，在调动意念的练功过程中，安静和弃杂念是十分重要的。如果“杂念”盖过了“一念”，我们对体内的神经通道组织和微循环组织的微刺激活动就失去了目标，也就影响了我们对这些生命组织实现微激活的锻炼效果。

第五节 论“气”与“意”的关系

前面谈到，通过内向健身锻炼在人体体内产生“气感”的物质基础，主要是人体体内的神经系统和循环系统的生命物质。“气”是它们在体内的生命活动产生的各种生命信息，通过神经系统大脑中枢接收、传递并在大脑中产生反映的生命现象。而“意”（意念）则是大脑对人体生命组织、生命活动进行主动的关注、调动和导引。我们把由“意”调动体内神经组织活动的过程称为“主动微刺激神经反射”。这样的神经反射活动所起到的锻炼作用是对神经元、神经纤维、神经通道的微刺激，其目的是对神经组织、神经系统进行增加微活动量的活化锻炼。

“气”和“意”既有区别，又有本质上的联系和共同点。共同点是“气”和“意”都是通过大脑的神经活动实现和反映相关的生命物质、生命组织的生命活动。“意”是通过大脑对人体生命活动主动调动、“照察”，实现对“气”的“导”和“引”。而“气”是在“意”的关注和导引下人体的生命物质活动在大脑中产生的反映。所以“气”和“意”是人体体内生命物质、生命组织活动相互影响、相互作用的关系。“意”和“气”的活动是同步的。没有主动的“意”，我们在锻炼中就很难把注意力集中到被锻炼的肌体组织上去，就谈不上大脑神经活动对相关肌体组织主动的微刺激，就感觉不到锻炼者的被锻炼部位产生的“气感”。而离开了“气”，离开了生命物质在体内活动的表现，“意”也就成为了无的放矢。

我们在内向健身锻炼中，要用“意”使锻炼者主动进入安静、弃杂念的“内向态”。在静功中，主动用意念微刺激调动相关肌体神经组织的活动活化。在动功中，调动肢体和肌体组织的运动并同时主动、认真体察体内生命物质在体内活动产生的各种感觉（也就是“气”）在体内的运行，也称“行气”。就是说，把意念活动和肌体生命组织活动紧密结合在一起，进行同步的活动化。这就是内向健身动功的锻炼内容。

内向健身与一般体育锻炼的不同之处在于，它特别重视关注体内的神经活动，强调了调动“意念”——“调心”在先，强调了肌体组织活动与神经活动的合一，强调了大脑意念的主动性和人体生命活动整体的协调性。

在锻炼中，我们讲的“气”“气感”总好像是在“意”的引导下跟着“意”走。就是说，当内向健身锻炼者在安静、弃杂念的状态中“意念”活动关注、“照察”到哪里，哪里的肌体组织上就可能会出现程度不同的感觉。也许有人会问，这样的感觉是幻觉吗？把在内向健身锻炼中产生的感觉说成是“意”和“气”的联动关系，有什么根据吗？有。《黄帝内经》中有一段话，笔者一再引用。岐伯描述“气”时这样说：“熏肤、充身、泽毛、若雾露之溉，是为气。”显然，这样的对“气”的描写，应该就是认真、专心的锻炼者在自身肌肤上体察到的感觉。这样的感觉，就是在古人所说的“心”的指导下肌肤组织神经活动的表现，就是因为大脑活动主动用“意”把“气”导引到了肌肤被锻炼的部位。在这些接受微刺激的部位，信息向大脑进行了传递，于是大脑中的感觉出现了。当“意”在肌体内缓慢变动位置时，大脑中的气感随即就出现了相应的移动反映。有人问，内向健身的“行气”是什么物质概念？“行气”不是在体内“搬运”什么，到目前还没有真正认识到能代表“气”的特殊物质。“行气”就是锻炼者主动调动大脑意念从人体被关注的某个部位开始，紧密链接相邻部位的生命组织，进行主动的跟随式的意念投入，同时对体内由此产生的感觉活动的变化进行密切关注、体察，“跟踪”体内在锻炼中产生的气感的活动方向和过程。这样的刺激、体察、跟踪“气”活动的过程，我们称它为“行气”。这样的根据人体自身锻炼需要的“行气”，是从大脑意念对某个相关生命组织主动的微刺激开始，环环连续运行的，其运行过程在大脑中感觉的反映也是连续不断的。这就是说，我们的意念，即大脑的活动关注到什么部位，什么部位的神经组织就受到了微刺激并产生信息反馈，于是在大脑中就出现了相对应的被刺激部位产生的感觉。当大脑主动在体内把被关注部位的位置缓慢变换移动时，接受微刺激的相应部位产生的感觉也就跟着大脑的导引缓慢变换移动。这就是“行气”。

什么叫“以意引气”“以意领气”，“意”怎么能“引气”和“领气”呢？听起来好像玄，其实道理很简单。前面说过，“意”和“气”是同步活动的。当我们的大脑把意念注意力专心关注到肌体的哪个部位，那个部位的神经组织马上就通过神经通道与大脑有了“互联网”联通，也就是肌体部位的神经组织受到了微刺激。有活动、有刺激就会产生信息，信息就会传递到大脑产生或强或微的感觉。大脑意念主动在体内缓慢变换移动神经通道上接受微刺激的位置时，“气感”“气”也就同时跟随在体内移动，这就是“行气”，就是“以意引气”“以意领气”。但这不是“意念”把“精微物质”引到别处去了，“意念”并没有这么厉害，这只是体内神经元活动在大脑活动的刺激影响下造成了感觉反映的位置移动而已。

我们再说古人的一种锻炼方法“周天”。其实，所谓“周天”，是古人在锻炼中发明的一种让“气”在自己胸前背后循环运转的方法。其实质是胸腹腔前后以脊椎神经主通道为中心的神经敏感区域，在得到大脑主动发出的运动意念刺激时，使得这些部位的神经组织得以活跃，它们的活动信息随即传递至大脑，就产生了“气”在体内跟随意念缓慢地循环“打转”运行的感觉。这种“周天”锻炼，其效果就是微激活人体前后的神经经络通道。“周天”的感觉并非产生于所谓的“任、督”两条“脉”，而是产生在以脊柱脊髓为中心的前后区域。只是由于锻炼者的“意念”主动在胸腹腔前后循环移动，才出现了“气”在这些部位的循环移动。实际上，如果我们把意念关注“守”在背部或前胸，即主动把意念暂时停止在某处，那个“周天”也就会停在后背或前胸不动了，这种现象可以称为“意守”。所以“以意领气”也罢，“以意引气”也罢，并不是什么神秘的东西。锻炼到一定的“火候”，大家都可以感悟到“气”是什么，“意”又是什么。

也许有人对主动用意念微刺激神经组织是一种锻炼的认识比较模糊。实际上，大脑意念在关注、“内视”体内的生命组织时，产生微胀的“气感”绝不是空穴来风。它的本质就是我们人体相关肌体组织的神经元、神经通道等组织得到了微刺激活动。我们人体通过意念对神经元、神经通道主动进行微刺激活动，主动接受体内生命组织生命活动产生的感觉，都是对这些神经组织主动的微激活锻炼。笔者在“论意念的科学本质”一节中讲过，在安静的内向态中，我们把意念“放”到头顶的“百会”穴，“放”到额头、眉心、鼻腔、口腔、前胸、后背、手心、手掌等部位，无一不会产生种种不一的感觉。实践者可以通过一定时间的内向健身学习操作就能得到证明，特别是在额头、眉心、鼻腔、口腔、双手等部位，即使是没有经过长期熟练操作的一般人，也可以发现在这些部位会出现明显的神经元活动的感觉。这就证明了我们人体相关部位的神经元在意念的关注中被微刺激、微活动化了。这样的用主动的内向思维——“意念”向体内的神经组织进行系统的微刺激，就是对人体这些生命组织的主动锻炼。

研究内向健身理论，很重要的一点就是最好能亲自参加内向健身实践，用自身在实践中的感觉和感悟，结合古人的健身理论、现代生理学、现代医学的科学理论进行研究。这样，我们对内向健身理论的认识也许就能避免进入一些误区。一句话，实践出真知。

第六节 议内向动功三“炼”

在内向健身功法中，主动把内向意念活动与缓慢、柔韧的肢体运动结合起来，这样的锻炼方式称为内向“动功”。

那么动功锻炼的操作内容是哪些？由于古代的内向健身实践者对“气感”“气”“气功”的本质还没有像现代这样的科学认识，往往会把“气”现象看得很神秘。他们当然也会发现在内向健身锻炼中人体总是与气感现象若即若离，也知道内向锻炼实践能产生强身健体的锻炼效果。但是内向健身锻炼的原理是什么，内向锻炼究竟应该怎么“炼”？种种不一的说法，往往都源于对当时文化的认识。如清代的徽州名人汪昂的《勿药元诠》说："炼精化气，炼气化神，炼神还虚，此自有而之无也。"在这里我们看到，对内向健身锻炼所谓的"炼""化""还"的问题，尽管早已经为锻炼界所重视，但在当时基本上还是处在一种以想象猜测为主但又有一定的模糊认识的状态中。对内向健身锻炼到底应该怎么"炼"，实际上一直都没有得出能真正令人信服的结论。清代医学家尤乘的《寿世青编》说得很好："炼精化气，炼气化神，炼神还虚，噫！从何处炼乎？总不出于心耳。"我们看到，先哲们对内向健身锻炼的研究还是逐渐涉及到了"气""气功"的核心问题，那就是"总不出于心耳"。他们开始认识到，内向锻炼的重要方法之一就是要"用心"。此"心"，非心脏之心，乃大脑内向思维之"心"也。用我们现代的说法，就是要主动用内向思维意念在锻炼中认真地关注、体察锻炼者体内的生命组织、生命物质的活动现象，实现对这些体内相关的生命组织进行微刺激和微活动化。离开了"心"，离开了大脑的内向思维意念活动，离开了对内向动功锻炼动作方向、动作姿势的导引，离开了对体内生命组织、生命物质的微刺激和它们在锻炼过程中产生的信息的体察和反馈，内向健身就失去了它的本质特点而成为一般的体育活动。

在现代生理学、现代医学知识已经被我们基本了解和接受的情况下，我们要将内向健身的相关理论紧密结合现代科学知识进行实事求是的分析和解释。这样的理论解释既要符合现代生理学、现代医学等人体的生命科学知识，又要结合我们在内向锻炼中真实、切身的感觉实际，让大家能够理解并且能够信服。笔者认为这样的时机已经成熟。

我们的内向健身动功锻炼究竟要“炼”什么?

一、“炼”气血通道

所谓“炼”气血通道，主要就是活动锻炼人体的神经和循环两大系统。神经系统就是密密地分布在全身所有地方的神经元和由神经元、神经纤维联结成的神经组织、神经通道。神经通道不仅仅是一条一条单一的“线”，全身的神经组织实际上整体是“络”。中国有一种植物叫“丝瓜”，嫩时可以做菜食用，老熟后瓜皮瓜肉枯干就成为瓜络。瓜络的结构无规律可言，但是里面密密麻麻相互联结的丝瓜络就成为一个很复杂的立体结构状组织。人体体内不同部位的神经组织结构和血管组织结构，其立体式分布甚至比丝瓜络更加复杂。笔者建议，是否可以把人体全身的血管组织统称为“脉络”，把全身的神经通道组织统称为“经络”。这和传统的把“络”解释成“像网一样的东西”不尽相同。“网”可以铺开，“络”却是立体结构。

用动功锻炼气血通道，道理不是很复杂。前面说过，我们的神经通道组织和血管通道组织即“经络”和“脉络”，这些立体错综的“络”组织分布在人体全身乃至每一个角落。“络”组织作为人体生命组织的重要组成部分，需要得到经常的活动以维护其活力和功能。人体的任何部位缺少活动或活动过度，都会对重要生命组织健康功能的保持和发挥产生负面的影响。内向动功锻炼，其操作就是在意念配合导引下，肢体手、臂、足、腿、腹进行柔韧地伸展和收缩。向外展，要让锻炼者的肢体动作伸展到意念中的“无限”远处；向内收，要在内向思维意念的导引下通过调动骨骼、关节、肌肉、筋（韧带）等肌体组织的活动，把肢体动作方向和力量渗透转向体内，一直到深处。在肢体运动伸展和内收的过程中，也就是同时对体内经络和脉络组织进行微刺激以及弹性的拉伸和收缩。这样的微刺激，对肌体生命组织的拉伸和收缩，就是对这些络组织的活动锻炼。而经常性、主动性的活动锻炼，使负责全身生命信息传递活动的经络组织（神经系统）和负责全身输送血液的脉络组织（循环系统）让人体“气”和“血”的运行实现畅通，生命功能得到正常的保养和维护。大道至简，道理就是这么简单。

二、“炼”肌肉筋骨

锻炼人体的肌肉、韧带、骨骼、关节、膜等各种肌体组织，是内向健身锻炼的另一重要内容。内向动功是在意念导引下调动肢体运动进行的。在手、臂、肩、足、腿、腹的外展、内收配合颈、背、腰、脊椎的活动过程中，通过运动肌体产生力量对全身进行缓慢柔韧的内向“锻压”。这样的缓慢柔韧的向全身进行力量渗透注入的方法，不仅使相关的经络组织和相关的脉络组织得到了弹性式锻炼，同时也使相关部位的肌肉、骨骼、韧带（筋）、关节和膜等各种生命组织自身得到了柔韧、力量活动的介入和参与。包括了神经、血管等在内的各种肌体组织的活化锻炼活动产生的效果，是使人体多系统的生命组织都被注入了强健的活力，使全身的各种生命组织都实现了强化锻炼。所以说，内向健身锻炼对生命活动的影响是整体性、系统性的。

三、“炼”脏腑

内向健身动功的肢体舞动不像我们平时在学校里的体操“伸伸手，弯弯腰”那样简单。内向锻炼实践到一定的层次，就成为主动的意念活动、柔韧的肢体动作和肌体组织产生的力量对相关部位刺激、渗透的联动。在肢体舞动的整个过程中，除了四肢的肌肉、骨骼、韧带、关节的运动，我们的胸腹部肌肉和腰、背、脊柱等部位也同时在意念的导引下随肢体舞动进入“合一”共炼。这样的既通过主动的意念导引，也通过肌体组织在活动中产生力量，向人体的胸腹腔内部进行缓慢又有一定力度的渗透传递，其结果就是对内脏器官系统进行了柔、韧的按摩刺激和活动活化。这样的力量渗透对内脏收放式的“锻压”按摩刺激了内脏的各基本组织，也使得体内的血管脉络和神经经络进一步活化和加强了气血在内脏脏腑的运行功能。也就是说，我们的脏腑在意念、肢体运动、胸腹腔运动的共同作用下，实现了接受刺激、接受活化的锻炼过程。其中常见的一个例子就是在动功中有些练功者经常可能出现的腹鸣现象，即在肢体、胸腹腔肌肉力量向体内渗透传递的过程中，腹内有时会产生“咕噜”的响声，就好像腹内饥饿产生的响声那样。这样的由腹内发出的响声正是锻炼者的运动力量内向影响所致。这就证明了人体的运动力量牵动了胸腹腔内脏的动能，也证明了内向的动功锻炼涉及的不仅是我们的神经、血液循环两大系统，不仅是肢体的肌肉、筋骨和各种软组织，它还有效地驱动锻炼了我们的“五脏六腑”。不少人把内向健身功法也称为是“内功”，实际上，“内功”不一定就是武术功夫。“内功”更是对身体内部的生命组织主动的活动锻炼。所以，我们平时的一些外向的单项锻炼与内向健身功相比，后者确有特别之处。

前面讲过，内向健身锻炼要求锻炼者在操作时进入安静、抛弃杂念、把大脑的意念思维专心关注在体内的“内向态”，也要求锻炼的动作是缓慢和柔韧的。为了在操作中尽量不被外界的种种景象所干扰，还要求最好能微闭双眼。当然，闭眼并不是什么特别的方法，闭眼仅仅是一种专心运用意念的手段。主要目的并不在睁眼操作还是闭眼操作，而是要将注意力（即“意念”）跟随肢体动作，把柔韧的力量发力在人体的手部、肩部、腰腹部、膝部等部位的关节、肌肉、韧带等处，并通过在这一系列部位产生的力量指向全身生命组织，尤其是各种脏腑器官等处，对它们进行柔韧的挤压、拉伸力量的渗透。在这样的锻炼过程中，不少年龄偏大的锻炼者可能会感觉到自己身体的某些运动部位会产生一些酸、麻、胀、痛的感觉，这是正常的现象，说明内向健身锻炼产生了锻炼效果。

有人问，酸、麻、胀、痛怎么是“效果”？实际上，这些现象往往就是被锻炼的亚健康部位受到的各种内在刺激转变成为相应的神经冲动，从而产生了相应的感觉。《生理学》告诉我们，这样的感觉是特定的感受器官、传入神经和大脑皮质共同活动的结果。我们通过内向思维活动接受体内感觉器官酸、麻、胀、痛的感觉，就是接受体内各种相关生命组织的内向锻炼。可以发现，通过长期坚持有针对性的内向锻炼，我们某些部位的亚健康现象会逐渐得到缓解，甚至痊愈。我们真正应该重视的并不是在锻炼中出现而是由于平时太少动而出现在身体上的酸、麻、胀、痛、坐立不安等现象。这样在体内出现的难受感觉，是肌体神经组织通过大脑发出的“警告”，这样的“警告”是人体生命现象的一种本能。它“告诉”人在什么地方可能出问题了，应该采取措施去“请”医生进行诊治，或进行一些推拿、按摩、针灸等。这些方法对患者来说是一种被动的内向刺激，对患者会产生一定的缓解和治疗作用。但是要指出的是，推拿、按摩、针灸、拔罐等，对患者本身都是属于被动的内向刺激，它们不是“气功”。在被动的内向刺激过程中，也会有酸、麻、胀、痛，但不会产生由大脑神经活动对肌体组织主动微刺激而出现的“气感”一类的感觉。了解了内向健身锻炼的这些原理，我们对“气”“气感”“气功”应该有了更多的科学的认识。

总之，通过内向思维意念和全身肌体组织共同进行的内向健身锻炼的方法，是以“炼”气血通道、“炼”肌肉筋骨、“炼”五脏六腑为主的整体性、系统性、全方位的锻炼功法，我们不妨也可以说是“三炼合一”。

第七节　议“三调合一”

内向健身功法中的“三调”，即传统所说的“调身、调心、调息”。有观点认为，“三调”是健身气功的基本操作内容。

“调”是什么意思，是“调控”吗？“调控”一般指的是“调节”与“控制”。那么我们在内向健身锻炼中对“心”“身”“息”的调控具体是怎样操作的呢？笔者认为，所谓“调控”，实际上只是锻炼者在操作初始进入“内向态”的一种过程，而后操作的主要内容实质上是内向的“调动”。因为我们的各种内向健身操作的过程，首先就是从调动大脑意念活动开始并同步通过意念活动调动我们的肢体、肌体和体内其他各种生命组织，特别是神经组织的相应活动，同步对这些生命组织的活动在体内产生的活动信息以感觉进行体察、“内视”。这样的整个过程，是“调心”“调身”共同的操作，也就是说，这两者是合一的，都是通过大脑主动所为，是意念和动功锻炼动作主动的配合。这个“主动”如果一旦停止，意念就容易遭到杂念的侵入，我们的操作就可能被干扰破坏，“气功”也就变成了一般的体操，失去了锻炼的整体性和协调性。

“调息”的所谓“息”，是呼吸活动。需要讨论的是，“调息”与“调心”“调身”是否也“合一”？

通过自身的锻炼可以发现，在不同的内向锻炼功法中，“息”的表现不尽相同。以静功“玉佩铭”为例。在这一类功法中，锻炼者在意念（心）的导引下，胸腹腔缓慢均匀的深呼吸（息）及其同时产生的鼓腹、收腹活动（身）三者之间是有规律、有节奏的。当我们在“深”、也就是深吸气时，胸腹部必定出现“萌”“长”也就是鼓、胀现象；而在呼气时，胸腹部转变为收、缩、“退”，腹部向内收、瘪。在这样的静功功法中，其“心”“身”“息”的活动是同步的，符合调身、调心、调息“三调合一”的基本特点。但是“三调”在动功上就不完全一样。在锻炼中，动功的“息”就不像静功的“息”那样能与“心”和“身”真正有完全“合一”的节奏。我们可以发现，以肢体舞动为主要操作的动功，在双臂伸、收、开、合的过程中，当双手、双臂向外进行柔韧的伸展时，对胸部和腹部原来向内的压力就会减轻，此时锻炼者会自然地进行吸气。随后肢体动作转为向内回抽时，在胸部、腹部、臂、肩的肌肉、骨骼关节上就产生了回向胸、腹内部的压力，此时我们的肺就会自然地将气呼出鼻或口。但是，并不是在肢体手臂“伸”和“开”时由于胸压的减轻就会在整个伸展的过程中都会吸气，也并不是双臂在向体内回抽时胸压增加的整个过程中都是呼气。而是动作在外展或内抽过程中，如果动作缓慢、时间相对较长，人体吸入氧气和排出废气的时间往往会超过需要的节奏限度，此时吸气和呼气就会自我产生变化，中途或变转吸气为呼气或变转呼气为吸气。这样的“息”的变化，是人体呼吸器官呼吸的需要被动产生的。再比如在某些锻炼动作中，锻炼者慢慢下蹲又慢慢向上伸立，如果动作用时较长，中途也会产生“呼”与“吸”的转化，类似这样的不是有节律性的转化，同样是肺器官呼吸被动的需要造成的。可见静功中“息”的表现与动功中“息”的表现不完全相同。总之，在动功中，“调心”“调身”是意念对肢体动作同步的主动导引，而“调息”却因人体自身锻炼动作的快慢，使呼吸节奏往往不能成为与“调心”“调身”完全合拍的互动。就是说，在动功中，“三调”并不能完全实现自由“合一”。

现在我们知道了，动功的“息”与静功的“息”在锻炼中不能产生同样的表现，其原因主要是动功在肢体运动过程中与运动节奏的快慢有关。“调身”是在“心”的主导下进行，所以“调心”与“调身”是“合一”的。“心”在动功中对“身”的活动进行导引时，它主导的不仅是炼功者身体的动作，“心”还在各种肌体组织的活动过程中接收、反映生命组织活动反馈回来的活动信息。就是说，当肌体动作在“心”的导引下产生的力量渗透指向哪里，我们的内向思维意念就同步在哪里对肌体组织产生微刺激激活作用。“心”的重要作用就在这里。由于“心”的主导和“身”即肢体的活动是同步的，两者的生命活动在静功中的节奏是合一的，但是“息”在缓慢的动功中的呼吸节奏却经常有可能处在实践者呼吸活动被动的需要和变化之中。

坦率地说，有的观点对“三调合一”的描述是否“虚”了一点？比如“三调合一的境界呈现之时，身心的主动操作已经完全停止”。又说，这样的“三调合一的境界，不需要任何人为的干预”。实际上，完全脱离内向思维活动的“气功”是无法操作的。尤其是动功，它的每一个肢体操作动作，都联系着内向思维意念主动的导引。在动功锻炼中，大脑活动随时在指挥肢体、肌体各种生命组织的活动，是一种“司令部”与“部队”的关系。所谓“豁然开朗”的“自觉从有限走向无限”“从瞬时走向永恒”的“混沌境界”，所谓的“三调都存在、也都已经消失”、还有什么“胎息”之类，那只是在静功锻炼中人体进入高度安静状态下，相对微弱的内向思维活动和相对微弱的呼吸活动所致。此时进入“内向态”的人体对氧气的需要大幅下降，呼吸随之变得又轻又慢又微。据说有的锻炼者在这样的状态中会出现“胎息”现象。但是所谓“胎息”之类，那绝不是什么脐的呼吸。那只能是一些静功练功者在深度的“内向态”中专心关注腹部鼓、胀和收、缩活动过程时，大脑对腹部肌肤组织神经元活动信息的感觉和反映。其本质依然是在进入非常安静和相对弱化的下腹部肌体生命组织锻炼活动过程中，产生了一些似睡非睡的特殊感觉而已。我们不能把在这样的高度安静状态下相对弱化的内向思维产生在大脑中的表现和感觉神秘化，以免使“功众”产生误解。

我们为什么要对内向健身锻炼讨论“三调”或“二调”？目的是让锻炼者对内向健身功法的各种要素能有更加符合科学的再了解和认识。前面说过，我们要弄清楚，什么是“气功”，“气功”的本质是什么。对这些问题，我们应该联系科学、联系实际，从实事中求是。应该避免被一些容易让人处在迷蒙中的说法所误解。还是这句话，对“气功”理论的研究，要从结合现代科学理论、联系人体的生命现象、联系锻炼中的实际感觉入手。作为内向健身锻炼的一种，“气功”实际上并不神秘。“气功”的作用主要是疏通经络、脉络，增强人体全身各种肌体组织的生命活力，防治亚健康、疾病的产生，从而提高锻炼者的生活质量。

“气功”不是万能的，这个世界上并没有真正出现过什么能治百病的“气功大师”。在内向健身锻炼中出现一些混沌的感觉并不奇怪，归根结底仍然是体内各种生命组织的活动，特别是神经组织的生命活动在某些特别状态下大脑中的反映。在锻炼中要求进入安静、弃杂念的状态，但我们不必过分追求“虚无”、过分追求“自由”之类的东西。希望去实现什么真正的“虚无境界”是没有必要的。

对于内向健身锻炼，我们一定要坚持科学为先。锻炼者通过认真的学习和实践，就会明白。

第八节　议精、气、神

“精、气、神”是什么，众说纷纭。古典理论对“精、气、神”的论述不少，但似乎都是一些想象中的东西。如《玉皇心印经》中说，“上药三品、神与气精”，把“神与气精”说成是“药”。什么样的药，能治病吗，怎么治病，不清楚。古道人张紫阳在《金丹四百字·序》中说：“炼精者，炼元精，非淫佚所感之精；炼气者，炼元气，非口鼻呼吸之气；炼神者，炼元神，非心意思虑之神。”在这里，张紫阳把“精、气、神”概念与元精、元气、元神进行了区分，但是“元精”“元气”“元神”又是什么，他也不能讲得很清楚。还有一种“气化”学说，说是“炼精化气，炼气化神，炼神还虚”，那么怎么“炼”，怎么“化”，怎么“还”，让人总觉得有点虚和玄。总之，各种既不完全是空想又不能让大家真正信服的关于“精、气、神”的本质是什么的问题，目前同样还没有得出能被大家一致肯定和接受并在锻炼实践中加以运用的理论阐述。

新中国成立以后，随着政府对健身锻炼的重视，随着科学的生理学理论和中西结合的医学理论的普及提高，我们很多的大学和大医院，不少相关的科学家、医学家，已把“精、气、神”与客观物质紧密联系进行了新的探讨，甚至采用最新的科学仪器和设备对“气”是什么样的物质等进行探测和研究。在我们相关的大学教材中，已经开始把“精、气、神”与物质联系在一起进行了表述。例如“精”，是指一切精微有用的、滋养人体的物质，是构成人体的物质基础；“气”，是充养人体的一种精微物质。至于“神”，被认为是“人体生命活动的主宰，它是无形的，却表达着生命活动的主动性”。以上说法似乎显示，“精”和“气”是曾经有人提出的尚未被以实物形态发现的存在于人体体内的“精微物质”，而“神”好像是代表了一种大脑活动。遗憾的是，很多年又过去了，新的尖端科学仪器依旧没有发现能代表“气”“精”独立存在的“精微物质”，也无法说明健身气功的“神”为什么就是人体各种生命活动的主宰。

于是笔者思考，我们对“精、气、神”的研究是否混淆了物理物质和生命物质之间的区别？

物质是什么？哲学上对物质的解释，是独立于人的意识之外的客观存在。那么在人体内真的存在迄今尚未发现的独立的不以人的意识为转移的“精微物质”吗？这样的“精微物质”究竟是类似于电子、核子、光子等物理物质，还是类似于血液、染色体、基因这样的生命物质呢？所谓的“精微物质”为什么会起到强身健体的作用？又是怎样通过“气功”锻炼实现人体的健康？我们怎么解释这些问题呢？

笔者认为，关于“精、气、神”是独立存在于我们目前已知的人体生命物质之外的并且又是客观存在于人体体内的精微物质的观点，可能是不成立的，可能仅仅是一些想象和猜测。

我们对“精、气、神”的研究，应该是建立在既符合客观物质的真实性，又符合人体生命活动、生命现象的特点，并让锻炼者在锻炼实践中有切实、真实的体察和感觉，从而能理解、能信服的基础上，还应该建立在符合现代科学，特别是现代生理学、现代医学理论的基础上。仅凭想象是不够的。

先说“精”为何物。男女生殖系统的“精”应该可以被认为是真实存在于人体体内的“精微物质”。但“精”是生命物质而不是教材中说的“一切精微有用的滋养人体的物质”，因为这样的提法容易把“精”与“气是充养人体的一种精微物质”混为一谈而让人感到模糊。“精”应该是人体体内以染色体、DNA、基因等一系列的由父母精卵结合所产生的生命遗传物质，这样的遗传物质从父母身上携带了大量的生命信息，也带来了从父母身上遗传下来的生命本能。如父母精卵结合所具备的细胞分裂、肌体组织发育成长并实现各种生命活动的能力。这样的“本能”就好比一颗植物种子，植物种子同样主要由植物的遗传物质所组成，也就是说，它也是植物的“精”。这样的“精”，它具有植物的“天生”的本能。这种本能在适当的水分、温度、空气、阳光的滋养下，就会发芽、生长、开花、结果。一颗菜籽，不会长成水稻，它只能长成菜（转基因除外）。所以“精”是本，是本能。不管是动物还是植物，只要是有生命的东西，都离不开“精”的生命活动的本能。我们不能把“精”理解成是物理状的精微粒子，物理粒子没有生命，而“精”却是有生命的。我们人体全身的生命细胞，不同的脏腑器官、肢体五官，它们都有各自的本能。而组成这些不同生命组织的细胞，都有自己的DNA。只是由于基因物质排列的不同，才使得不同的生命物质的本能有各自不同的表现。所以，“精”的真正本质不是我们尚未发现的精微物质，而是我们已经发现和认识的从父母身上遗传下来的生命物质。这些生命物质，具备在母体内得到“气”（也就是“血”）的充养实现细胞分裂、生命组织的成长、发育的生命能力。

实际上，我们祖先的古典理论中早就有了相关的阐述。《素问·金匮真言论》就说:“夫精者，身之本也。”《灵枢·经脉》也说:“人始生，先成精。”在《决气第三十》中，岐伯也说，“两神相博，合而成型，常先身生，是为精”。显然，人的生命，就是从父母之精卵的结合体开始，从“精”开始，包括后来的细胞分裂，成长发育，长成大人，都是以“精”为代表的生命物质的生命表现。“精”不是我们物理学领域单纯的物质概念。看不到这一点，我们就可能无法真正理解“精、气、神”的本质属性。

“精”的另一个特点是它必须在“气”的充养下才能表现它的存在和本能。但是“气”也不是独立的“一种精微物质”。“气”首先是由食物而来的能量物质、营养物质和人呼吸进入体内的氧气等经过人体自身器官的吸收、制造所生成的血液。用现代科学知识看，这样的能流通在人体全身的“气”还包括了水分、淋巴液和某些细胞分泌的激素、营养因子等。“气”是供养人体所有的“有用物质”的总成，而不是“一种精微物质”。健身气功之“气”的再一个特点，是它的生命活动还紧密联系着全身神经系统生命组织对体内血液流动和肌体组织生命活动、生命信息的传递和反映。所以“气”是循环、神经两大系统生命组织共同的生命表现。平时大家经常把“气”与“血”一起说成“气血”也是有道理的，“气”离不开循环、神经这两大系统的任何一方，人体的生命也离不开这两大系统的任何一方。

再说“神”。“神”更不是人体内独立存在的精微物质，它也不仅仅是代表大脑的活动。“神”是我们生命体全身的细胞和全身所有的生命组织的生命活力、生命功能的总表现。“神”的表现建立在“精”是否“旺”（包括先天是否健康），“气”是否“足”，即后天饮食是否合理、脏腑造血功能是否健康的基础上。当一个人成长发育进入成人期，他（她）自己也能生儿育女了。此时在他（她）们身上所表现的“神”就是美和俊，就是精神焕发；在肢体活动的表现上就是力量；在大脑就是聪明灵敏的思维能力；在生殖功能上就是性的成熟和欲望的产生。这样的一系列的生命功能的发挥和表现就是“神”。《素问·上古天真论》说：“上古之人，其知道者，法于阴阳，和于术数，食饮有节，起居有常，不妄作劳。故能形与神俱，而尽终其天年，度百岁乃去。”这里讲得很明白，一个正常的人（精旺），不妄作劳，食饮有节（气足）。在人身上的表现就是“形与神俱”，从外表看得出健康相来。这就是“神”的本质表现，是人体生命细胞的生命表现。当我们有时看到在舞台上表现出色、充满力量表现的演员，会情不自禁地喊一声：“哇，精气神！”其实我们真正看到的是“神”，是“精”

和“气”养出来的“神”。

“神”不是永恒不变的。随着人的年龄不断增长和生命遗传物质“精”的老化，人会同步慢慢变老。另外，长期过度劳累；情绪恶化、精神萎靡；饮食上严重不平衡，使“气”不能让人体对“气”的充养和要求得到合理的保障，那么生命体组织的提早衰老也不可避免。此时“神”的表现就是皮肤萎黄多皱、肢体逐渐软弱减力、抵抗力变差、大脑反应逐渐迟钝、“三高”出现、人体内在的调节功能减弱等，也就是亚健康和疾病的产生。所以中医诊治强调“望、闻、问、切”，就是从病人的“神态”入手，看脸色、看舌苔、按脉搏，通过病人外在和内在“神”的表现，观察、研究病人体内出了什么问题。

显然，“精”“气”“神”是你中有我、我中有你的关系。“精”是本能，“气”是动能，“神”为功能。没有“精”，就没有生命物质的形成、发育和成长，也就没有能产生、输送“气”的血液、血管等生命组织和这些生命组织的生命能力。而没有“气”，“精”也无法成活。没有健康的“精”和充足的“气”，生命的表现——“神”就不能健康和正常。所以《性命圭旨》里说，“大药虽分精气神，三般原是一根生”，又说“以其流行，谓之气；以其凝聚，谓之精；以其妙用，谓之神”。什么是妙用？就是精旺气足产生在人的生命体、生命组织上的作用，就是我们全身各种器官的功能、肢体的力量、五官的灵敏度、皮肤的色相等的健康表现。正如张景岳的《类经·卷二十八》中所言，“气聚精盈则神旺、气散精衰则神去”。

何谓“生命”？“精”加“气”加“神”就是生命。“精气神”经典学说出于古人。古人在当时科学认识的局限下，要讲清楚它们具体是什么当然是不现实的，所以古人把它建立在与“大药”“上药”等的联系和想象的基础上。现在，科学发展了，我们后人在内向健身锻炼理论的继承和研究上，应该跟上科学的步伐，把它们与人体实实在在的生命物质、生命活动、生命现象的表现紧密结合起来，用符合实际的科学理论对这一切进行探讨和解释。唯有从实事起，我们才能求得真正的“是”。